条件反射制御法入門

動物的脳をリセットし，嗜癖・問題行動を断つ！

著

平井愼二，長谷川直実

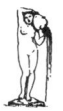

星 和 書 店

Seiwa Shoten Publishers

*2-5 Kamitakaido 1-Chome
Suginamiku Tokyo 168-0074, Japan*

A Biginner's Guide to CRCT

CRCT resets our animal brain and stops addictive or problematic behavior

by

Shinji Hirai, M.D.

Naomi Hasegawa, M.D.

2015 © Seiwa Shoten Publishers

まえがき

　条件反射制御法（Conditioned Reflex Control Technique: CRCT）は，2006年から下総精神医療センターで試行されるようになりました。開発者の平井は，長年，同院の薬物関連精神疾患専門病棟に勤務していました。2001年のある日，病棟でのグループワークにおいて，平井は参加者のひとりAさんが，かつて一緒に覚醒剤を乱用していた仲間について「『Aさんの顔を見ると，うんこがしたくなる』って言われて，この野郎失礼な奴だと思ったら，こういうことなんですよ」と話すのを聴きました。この仲間は過去にAさんから覚醒剤を買っていたので，Aさんを見ると便意をもよおすという理論らしきことを言うのです。他の参加者も「そういうの，あるある」と笑いながら話していました。尋ねてみると，覚醒剤の乱用を繰り返してきたグループの参加者の殆どが「覚醒剤を打つ前に便意を覚える」事実を認めました。

　この話を忘れられなかった平井は覚醒剤乱用を繰り返していた患者を対象に2006年の初めから「覚醒剤を打つ前に，便意をもよおしたことがあるか，他にはどのような症状が出現したか」といった聞き取り調査を行いました。すると，覚醒剤乱用前に「便意をもよおした」人は半数以上おり，何らかの症状が出現したことがある人は7割以上にのぼったのです。

　覚醒剤を摂取すると，交感神経が亢進し，それに対抗して体内のバランスをとるために，今度は副交感神経が亢進します。副交感神経が亢進すると，腸の蠕動運動が活発になり，便意をもよおすことになります。覚醒剤乱用を繰り返してきた人は，覚醒剤を打つ前に一足飛びに腸の蠕動運動が亢進する条件反射や他の症状が生じる条件反射が成立していたのだと考えました。

　覚醒剤に条件づけられた反射を低減させることで，覚醒剤に向かう神経活動そのものも低減させる治療ができないか，という視点でCRCT

は編み出されました。

　平井は，条件反射に関する本を読みあさりました。病院の図書室から見つけた古い本では昔の文字に悩まされ，年老いた父親を辞書代わりに使って読み進めました。把握できたところを臨床で試し，理解を深めながら，条件反射制御法の手順を整えて行きました。そして，覚醒剤に向かう神経活動を作動させる"正の刺激"に対抗する"負の刺激"を治療ステージの中で人工的に設定することを考えました。このようにして，"負の刺激"がやめたい行動や神経活動を効果的に中断して，疑似や想像でやめたい行動や神経活動を生じ難くする現在の条件反射制御法が生まれました。

　CRCTは開発されてまだ日が浅く，土台となる理論は変わりませんが，それぞれの問題に対する技法，工夫はこの原稿を書いている間にも進化しています。ですから，本書においては，まずCRCTの基本的な部分をおさえて，皆さんに実践しやすいところから始めてもらいたいと願っています。

目 次

まえがき　3

第1章　条件反射制御法の考え方 ……………………………… 9
　はじめに　9
　1. 神経活動と神経細胞　9
　　（1）神経細胞の構造と働き　10
　　（2）1つの細胞体への多数の入口と1つの出口　11
　　（3）電気的活動と化学的活動　12
　2. 神経活動と反射　12
　　（1）神経活動と反射　12
　　（2）神経細胞における活動の連鎖　13
　3. 反射の成立と生理的報酬　13
　　（1）先天的反射連鎖（無条件反射）と生理的報酬　13
　　　a. 先天的反射連鎖　13
　　　b. 生理的報酬　14
　　（2）条件反射　14
　4. 信号系：中枢神経が活動するシステムの分類　15
　　（1）第一信号系　15
　　　a. 先天的反射連鎖　15
　　　b. 後天的反射連鎖　15
　　（2）第二信号系　17

第2章　CRCT基本ステージの進め方 …………………………… 21
　はじめに　21
　1. 第1ステージ：負の刺激ステージ　21
　　（1）キーワード・アクション設定　22
　　（2）キーワード・アクションのルール　25

（3）観察期間としての第1ステージ　　29
　2. 第2ステージ：疑似ステージ　　30
　3. 第3ステージ：想像ステージ　　33
　　　（1）詳細な想像の指導　　33
　　　（2）作文の読み　　36
　4. 維持ステージ　　38
　　　（1）維持ステージに到達した頃の状態　　38
　　　（2）放置された条件反射の再燃　　38
　　　（3）維持作業　　38
　5. 各ステージの組み立て　　40

第3章　その他の嗜癖，症状に対する条件反射制御法 …………… 41
　はじめに　　41
　1. 強迫行為　　41
　2. ギャンブル　　43
　3. PTSD（心的外傷後ストレス障害）　　43
　4. リストカット　　44
　5. 盗癖　　45
　6. 性犯罪　　45
　7. 過食・その他　　47

第4章　その他の技法，アプローチとの併用 …………… 49
　はじめに―生き方の問題　　49
　1. 薬物療法　　50
　2. 精神療法，カウンセリング　　51
　3. 自助ミーティング　　52
　4. 認知行動療法　　52
　5. ケア会議　　53
　6. 就労支援　　54

7. 森田療法的アプローチ　　54
　8. その他　　55
第5章　繰り返される犯罪を防止するために　57
　1. 繰り返される悲劇　　57
　2. なぜ繰り返すのか　　57
　3. 現在の刑事司法体系の問題　　59
　4. よりよい社会と幸福のために今後に期待されること　　60

おわりに　　63

文献　　65

資料　　67

第1章

条件反射制御法の考え方

はじめに

　人間の行動は，反射の組み合わせで成り立っています。

　19世紀の終わりから20世紀の初めにかけて活躍したロシアの医学・生理学者であるイワン・ペトロヴィッチ・パヴロフは，有名な条件反射学説を唱えました。人間の行動が神経活動の複雑なつながりで成り立ち，そしてその活動に法則があることを膨大な実験によって証明しました。パヴロフによるこの条件反射学説は，一部，曲解されて後の精神科領域の治療技法に影響を与えることになります。適正に受け継がれたところにおいては良好な治療効果が現れていますが，曲解されたところにより行動のメカニズムも誤解され，治療効果も阻害されているのです。

　この本で紹介される条件反射制御法は，パヴロフの唱えた条件反射学説に正確に基づいています。治療技法の紹介に入る前に，基礎となる条件反射学説に関する説明をしましょう。

1. 神経活動と神経細胞

　人間を含む動物の生命の営みは，全て神経活動が司っています。心臓や血管の働きは自律神経が司っていること，「目的地に向かって歩き出

す」「赤信号では止まる」といった動作は，神経活動が司っていることは理解しやすいでしょう。動きの多さを左右する気分も神経活動が関わっています。

　人間は，他の動物と異なり，"思考"という重要な神経活動を持っています。私たちは，しばしば「自分の行動に対して責任を持つ」という表現を使います。しかし，全ての行動を自分の理性的な判断により決定して選択し，実行しているわけではありません。思考が介入したとしても，私たちの行動のかなりの部分は，後述する「第一信号系」によって自動的に機械のように動いているのです。

　そして，この「第一信号系」が強く作動するために「頭ではダメだと思っているのに，ついやってしまった」「あれだけ痛い目にあったのに懲りずにやってしまった」という現象が起こるのです。

　このような厄介なことも起こりうる神経活動のメカニズムについて，説明していきましょう。

（１）神経細胞の構造と働き

　神経細胞は，細胞体とこの細胞体から他の細胞体に向かって手のように伸びている部分とで成り立っています。手のように伸びている部分は２種類あり，それぞれ樹状突起と軸索と呼ばれています（図１）。

　樹状突起は１つの神経細胞に何本もあり，文字通り木の枝のように分岐しながら広がっていて，他の神経細胞から信号を受け取る働きをします。

　軸索は，１つの細胞体から基本的には１本しか出ていません。軸索は樹状突起よりも長く，伸びた先で複数に分かれています。この分かれた末端の部分にはシナプスというつなぎ目があって，他の神経細胞の樹状突起に繋がります。軸索は，１つの神経細胞から他の複数の神経細胞へ信号を送る働きを受け持っています。

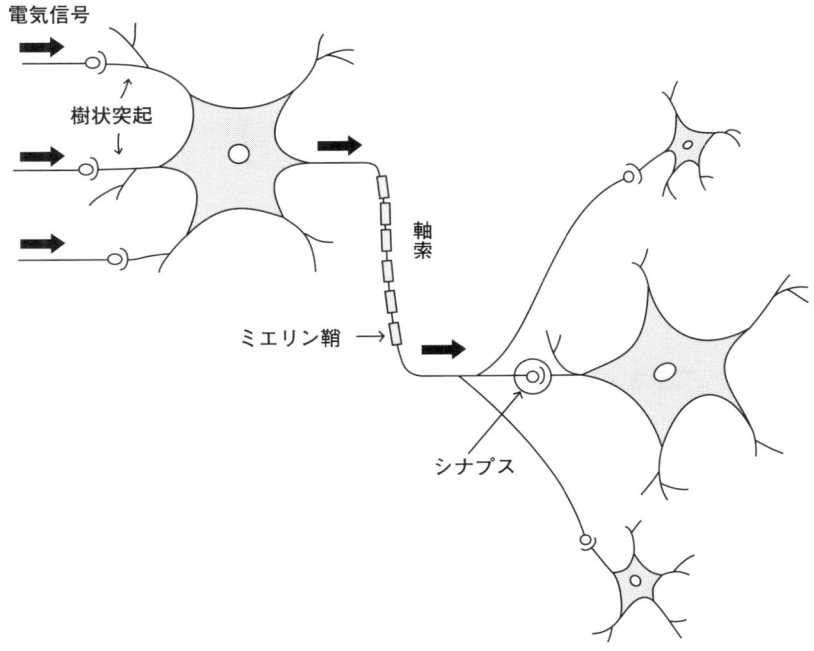

図1　神経細胞の模式図

（2）1つの細胞体への多数の入口と1つの出口

　1つの神経細胞内での信号の伝達は，電気的な活動です。樹状突起の先端から信号が入り，その信号は電気的活動で樹状突起の中を走り，細胞体に届きます（**図1**）。

　多くの樹状突起を抱えた1つの細胞は，シナプスを通して多くの神経細胞から信号を受け取ります。信号を受けた細胞体は，その信号を一定まで蓄積し，次の神経細胞に信号を送り出すのです。細胞体からの出口となる軸索は一本です。この電気信号は，最大で秒速約100メートルの速さで動きます。

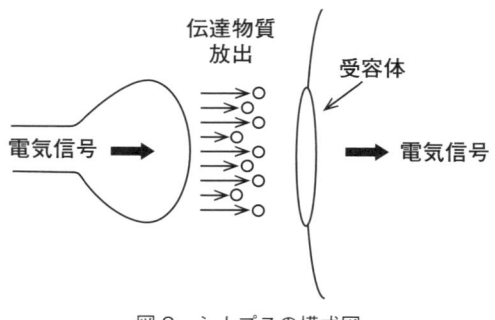

図2　シナプスの模式図

（3）電気的活動と化学的活動

　細胞体から軸索は1本で伸びていき，複数の末端に枝分かれます。末端にはシナプスがあり，電気的活動である信号は，シナプスの軸索側で化学的な伝達物質を放出します。化学的物質はシナプスにおいて次の神経細胞の樹状突起側に届き，ここで電気的活動を引き起こします。つまり，シナプスで電気的な信号が化学的な信号に変わるのです。そして再び，信号は電気的活動になって，次の神経細胞の樹状突起の中を走り，細胞体に届くのです。（図2）

2. 神経活動と反射

　行動を司る神経活動について，パヴロフ学説から次のように理解できます。

（1）神経活動と反射

　動物において体内や体外に変化があると，その変化は体液中の変化ならば体内の受容器から，あるいは聴覚，視覚，触覚，味覚，痛覚，温度覚などならば感覚器官から神経系に入ります。そして神経活動となって脳や脊髄などの中枢に到達し，処理され，その後は効果器に向けて神経活動が走り，自律神経と気分が調整され，動作を司る筋肉などが収縮して行動になります。このように刺激を動物の大脳が受け，受容器から中

枢に届き，処理された後に効果器の活動として反応が生じる経路を反射弓，その神経活動を反射と呼びます。

　一部の単純で原始的な動きは脊髄で処理されますが，複雑な動きやまとまった行動は脳で処理されます。人間も動物であり，このようなシステムを持っています。

（2）神経細胞における活動の連鎖

　反射は，刺激が受容器に入り中枢で処理され効果器で反応が生じる現象です。過去の活動により各細胞体が興奮する閾値などが決まっており，反射が適切な間隔をもって連鎖的に生じて円滑な流れを作り，定型的な行動になります。

　一連の行動を作る反射の連鎖は，興奮する神経細胞の順序を誤ることなく機械的に作動します。

3. 反射の成立と生理的報酬

（1）先天的反射連鎖（無条件反射）と生理的報酬

a. 先天的反射連鎖

　動物は一定期間自分の生命を保って，子孫を残す行動を世代交代しながら続けてきました。これに成功している生物種が現存するものになります。人間を除く動物においては，どんな行動でも最後には防御，摂食，生殖に繋がるものです。防御，摂食，生殖は生物種を存続させる行動であり，それらの行動を促進する反射の設定は遺伝子に組み込まれており，生まれつき備わった反射です。この先天的反射連鎖について，パヴロフは1903年に報告しています（文献1）。防御，摂食，生殖に強くかかわる行動は重要であり，新たな環境により簡単には左右されず，強固に持続されます。

b. 生理的報酬

　防御，摂食，生殖の３つの行動は，生命を維持して子孫を残し，その生物種が存続することにおいて重要な行動です。そして，個体がこれらの行動に成功したときに脳内に生じるのが生理的報酬です。

　生理的報酬とは，それを獲得する前に生じた神経活動を再現しやすい形で定着させるものです。従って，生物種の存続に重要な行動である防御，摂食，生殖は反復されるのです。

　生理的報酬を生じさせるものは，本来は自然界における防御，摂食，生殖という行動ですが，覚醒剤やアルコール，ニコチンなどの薬理作用も生理的報酬を生じさせます。それらの物質の薬理作用は，自然界で生理的報酬につながる時と似たような脳内環境の変化を生じさせるのです。そしてこのために，生物種の存続のための神経活動が起きたと同じように脳が反応し，薬物やアルコール，ニコチン等の摂取行動が定着してしまいます。

　また，ヒトにおいては思考で設定した目標の達成によっても生理的報酬が生じると考えることがよいでしょう。

　さて，生理的報酬は防御，摂食，生殖により生じるものであり，通常はその際に安堵，満足，快感が訪れます。ここで注意しなければならないことは，それらの感覚は生理的報酬の獲得と同時に起こることが多いのですが，安堵，満足，快感はそれ自体が生理的報酬ではないということです。例えば疑似ステージで覚醒剤摂取行動を真似て行うと快感が生じます。しかし，覚醒剤を摂取したわけではないので，生理的報酬は獲得していないのです。

（２）条件反射

　動物は生まれ持った反射を用いて，誕生の後に環境からの新たな順序の刺激に対応し，終末に生理的報酬を獲得します。この現象が反復されると，生まれつきもっていた反射連鎖の順序に加えて，新たな順序の刺

激に対する反応の順序，つまり新しい反射連鎖が中枢に定着する方向に進みます。

この新しく定着した反射連鎖は，同じ刺激を受けた場合に同じ反応を起こす条件反射です。生理的報酬の強さによって，一度の刺激で定着する神経活動もあれば，繰り返されて定着するものもあります。

4. 信号系：中枢神経が活動するシステムの分類

神経活動は，全て反射をつくり，その連鎖的作動で生体の活動は成立しています。パヴロフは神経活動の展開の仕方に着目して，神経活動が作動する中枢を第一信号系と第二信号系に分類しました。

（1）第一信号系

体内外からの特定のひとつの刺激が，反射の中枢での処理において，一方向の特定の信号となって進む系があります。刺激と信号との関係は一対一で，刺激が入れば神経活動は定型的かつ自動的に進みます。この神経活動が作動する系をパヴロフは第一信号系と呼びました。この系の活動は，無意識に自動的に進み，人間を含む動物全般がこの系を持っています。

a. 先天的反射連鎖

本能行動は先天的に動物に備わっており，防御，摂食，生殖に成功する方向に向かうものです。生まれつき備わっている先天的反射連鎖が1本の連鎖となってこの行動の本流を司ります。この神経活動を先天的反射連鎖と呼ぶことにします。先天的反射連鎖は第一信号系で作動し，定型的で人間を含む全ての動物が持っています。

b. 後天的反射連鎖

動物は満足しあまり動かない状態から，時間が経過し，種々の刺激を

受け，防御，摂食，生殖のいずれかの行動が始まります。順を追って行動が進み，最終的にそれらのいずれかの行動に成功します。防御，摂食，生殖のいずれかに成功すると生理的報酬を獲得します。この現象が反復されると，新たな反射が定着します。

　例えば，飼い犬に「お座り！」と言ってお座りのポーズをとらせて飼い主がおやつを与えることを繰り返すと，「お座り」の言葉で円滑にお座りのポーズをとるように条件付けられます。生後の環境によって成立した後天的な反射が1本の連鎖となって行動の本流を司ることになります。これを後天的反射連鎖と呼びます。後天的反射連鎖は，第一信号系で作動しており，その個体の生後の環境に基づくので，その個体において定型的です。人間を含む全ての動物が獲得します。

　一旦，定着した後天的反射連鎖は，短期間で抑制されて生じない状態になっていても，その後，長期に放置されると回復し，再び作動しやすくなり，その後天的反射連鎖が司る行動は生じやすくなります。

　例えばアフリカ大陸で大移動をするヌーをあげて考えてみましょう。ねぐらから大きな岩山を左から回って到着する草原で，ヌーが草を食べることを繰り返したとします。頻回に生じたヌーの摂食行動は，草が生える季節が過ぎ，その草原に草がなくなれば変化します。大きな岩山からの視覚刺激があってそこを左から回って草原に到着しても，その場所には草はなく，空振りし，生理的報酬は生じません。何回かはその草原に行くかもしれません。しかし，後には大きな岩山からの視覚刺激があっても，その岩山を左から回る行動をつかさどる反射は抑制され，その行動はなくなるのです。つまり，大きな岩山は刺激となって，そこを左から回るように移動する反応で成立する条件反射を促進させていました。しかし，後にはその反射を抑制するものに変化しました。

　ヌーの群れは大移動を行い，他の地域で摂食し，1年近くは大きな岩山が見える草原には帰ってきません。この間に，岩山の視覚刺激に対する反射は，刺激が入らないので放置され，回復するのです。1年近くた

った頃に再び，同じ草原に近づきます。このとき大きな岩山を見ると，その視覚刺激により左から回るという行動が促進され，円滑にもとの草原に到着し，草を食べます。前年の最後には，岩山の視覚刺激は，左から回る行動を抑制するものでした。この最後の抑制された反射の状態が放置されている間に，仮に回復せず，抑制されたままであれば，そのような性質をもつヌーの群れはもとの草原の近くにある大きな岩山をみても，その大きな岩山を左から回ることをせず，草のある場所を見つけることが遅れ，摂食できず，死にたえるのです。前年に最後には抑制された反射が，放置されている間に回復する性質を持つヌーの群れが，当該季節になると大きな岩山近くに戻ってきて，その大きな岩山からの視覚刺激を受けて，左から回って草原に到着するという反応を生じ，前年度に摂食した場所に円滑に移動し，餌にありつけるのです。このように放置された条件反射が回復する性質を持つ生物種が生き残ってきたのです。

　条件反射の性質には次のようにも重要な特性があります。

　摂食や生殖に関しては1回や2回の失敗でその行動をやめていたのでは，自己を保つことができず，遺伝子を残すこともできません。仮に1回や2回の失敗があっても，あるいはもっと多くの失敗を反復しても，最終的に摂食や生殖に成功した生物種が生き残ってきました。つまり，程度にもよりますが，低頻度の成功率であっても行動は定着します。現代の生活の中の身近なところでは，ギャンブルがあてはまります。

（2）第二信号系

　人間は言葉を持ち，言葉によって展開する思考という神経活動を持っています。動物の中で人間だけが持っているこのような神経活動の系をパヴロフは第二信号系と呼びました。

　例えば「花」というひとつの言葉が耳から入ってきて，「花」と認識されたとして，その人はあるときは「お祝いのお花を送りたい」と思いつくかもしれないし，あるときは思わず花にまつわる歌を口ずさむかも

しれません。1つの言葉の刺激により，複数の信号が生まれます。つまり，言葉を刺激とする神経活動の刺激と信号の関係は一対多なのです。

「花」でお祝いの花を思いだしたその人は，「後で買い物に行くときについでに花屋によろうかな」といったん考えましたが，インターネットで送ることにして，パソコンを立ち上げました。しかし，インターネットショッピングで花を選ぶうちに，花とお菓子がセットになっているものを見つけ，自分でも食べてみたいと思いました。「誰か自分にも送ってくれないかな」などと考えたり，小さな娘がタンポポで花束を作って持ってきてくれたこと，自分が小さい頃不器用でタンポポの首飾りがどうしてもうまく作れなかったことなどを思い出したりしました。このように，1つの言葉が作る信号に対して，多くの信号へ網状に絡み合って展開します。

このような中枢における判断，評価，予測，計画はいくつにも広がり，さらに始めから何回でも見直しを反復できます。そのような作用の後に，実際には1つの行動を，あるいはいくつかの行動を選択する決断がなされ，実行されます。

これらの神経活動の作用は思考という言葉が近いものであり，人間のみが持ち，他の動物は持っていません。この神経活動の基盤を第二信号系と呼ぶことにします。第二信号系において神経活動は，生後に獲得した情報や知識等を基に収束と展開を重ねてかなりの程度で自由に作動します。第一信号系で行動を司る神経活動は1本道を進むので，作動するものは反射連鎖です。しかし，第二信号系では，行動を司る神経活動は網状に絡み合って展開するので，作動するものを反射網と呼びましょう。人間以外の動物は，第一信号系のみで行動しています。人間は，その第一信号系をもちますが第二信号系ももち，この第二信号系では意識して主体的に複数の刺激が網状に絡まって多方向に展開する神経活動を駆使することができるのです。

人間の脳の中で，第一信号系はとにかく生き続けるという方向の行動

を作るものです．過去の行動のうち環境に適応したものが第一信号系に残されており，個体の存続を支え，生物種を保存する方向に力強く作動するものです．第一信号系の行動が生じるメカニズムには大脳辺縁系が強くかかわっており，他の動物とも共通します．

　一方，第二信号系は，脳の進化の中では新しい部分であり，前頭前野が強く関わっており，人間だけがもち，過去の情報も現在の新しい情報も一度にインプットして検討できるシステムです．従って，微妙な差異を明確にできる繊細なもので，計画的に行動を進めることができ，柔軟で自由なので創造的です．これは長所でもあるのですが，状況によっていろいろな方向に容易に変化する日和見的な弱さでもあります．

　従って，1つの事象に関して，一個体において第一信号系と第二信号系で生じる行動の方向が摩擦するとき，過去に第一信号系が何度も反復した行動であれば，その行動は個体の存続を支え，生物種を保存する行動であるので，それを司る第一信号系が，柔軟で自由な第二信号系より優勢に働くことが通常の現象なのです．

　過去に覚醒剤を一緒にやったことのある友人から久しぶりにメールをもらい，第一信号系である覚醒剤に向かう神経活動が動き出したとすれば，第二信号系では反射網が「今覚醒剤をやってしまったら，また捕まるぞ．刑務所に戻ることになる」とストップをかけるでしょう．しかし，柔軟でうつろいやすい第二信号系の反射網は「1回くらいなら大丈夫か」などと動いてしまうことも起こります．第一信号系の特定の反射連鎖が強力に作動するときは，第二信号系の反射網は負けやすいのです．このようなわけで「わかっちゃいるけどやめられない」という状態が生じるのです．

　ここまで，パヴロフの理論を中心に条件反射について説明してきました．

　次章では，CRCTの実際の技法について紹介しましょう．

第 2 章
CRCT 基本ステージの進め方

はじめに

　CRCT は，いくつかの治療ステージに分かれています。

　平井は覚醒剤乱用を繰り返す患者に対して，CRCT の 4 つのステージを考案して実施しました（文献 2）。第 1 ステージは負の刺激ステージ，キーワード・アクション設定ステージとも呼ばれ，CRCT 全ステージの中で最も重要なステージです。これに続く第 2 ステージは疑似ステージ，第 3 ステージは想像ステージ，第 4 ステージが維持ステージとなります。

　CRCT 基本法は，この 4 ステージを順に進みます。しかし，後述しますが，CRCT 治療ステージには，第 2 ステージを行わずに 1 → 3 → 4 と進むものや，1 → 4 と進むものなど，バリエーションがあります。

　ここではまず，CRCT 基本法のパターンについて主に物質乱用の場合を例にとって通して理解し，応用編を考えることにしましょう。

1. 第 1 ステージ：負の刺激ステージ

　CRCT は環境からの刺激に対する自分の反応の仕方を新たに計画的に設定し，維持するものです。この最初のステージにおいては，新たな

設定の内，最も重要な条件反射を作ります。

　また，このステージは，CRCTの導入だけでなく，観察期間，治療関係の構築機関でもあります。そして，この間，しっかり負の刺激を定着させることで，それ以降のステージにおける治療作業をより効果的により安全に行えます。また，強迫性障害などでは，第1ステージだけを続け，第2，3を行わないで維持ステージに進むことが多いのです。

（1）キーワード・アクション設定

　このステージでは，繰り返す薬物乱用などにつながる第一信号系の反射連鎖をとめるために，それに対抗する神経活動を人工的に作り上げていきます。

　まず，やめたい嗜癖，問題行動，症状を表す言葉と，今それができないことを表す言葉を組み合わせて短い文を作ります。例えば，

　俺は　今　覚醒剤は　やれない
　私は　今　お酒は　　飲めない

といった文言になります。「覚醒剤」「お酒」という言葉は，はじめのうちはその人の脳にとって刺激になり，覚醒剤を打ったりお酒を飲んだりしていたことを想起し，あるいは欲求が出ることもあるかもしれません。しかし，そのあとに続く言葉は「やれない」「飲めない」であり，「今」この時点で「私」「俺」は問題の物を乱用できないのだということを確認する文言，刺激が入っても欲求に基づいた行動をとめる方向の文言になっています。

　このような文言に簡単な動作をつけます。これは例えば

【例1】
　左手でげんこつを作って胸を1回軽く叩き（「俺は」「私は」），その手

第2章 CRCT基本ステージの進め方　23

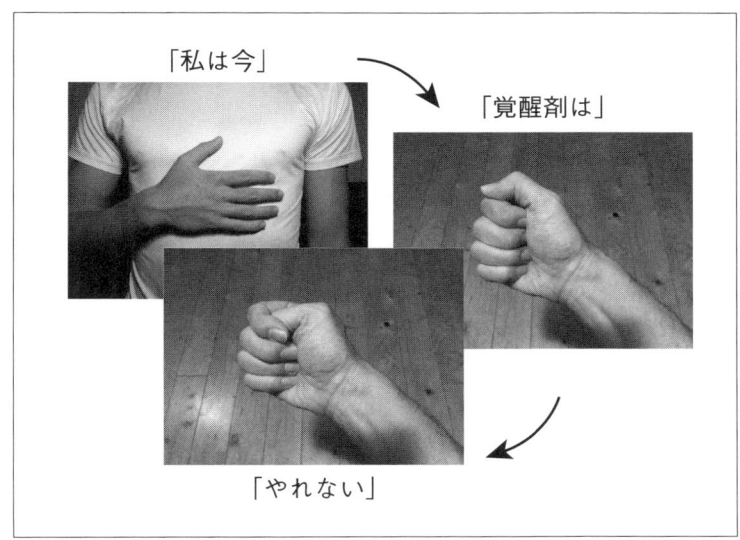

を開いてもう一度胸を軽く叩く（「今」）
左手で首の後ろをつかみ（「覚醒剤は」「お酒は」），その後胸をおさえる（「やれない」「飲めない」）

【例2】（写真）
右手で胸をおさえ（「俺は今」「私は今」），その手でげんこつをつくり（親指外）（「覚醒剤は」「お酒は」），その後親指ごと右手を握りしめる（「やれない」「飲めない」）

などです。思わずやってしまう既に癖になっている動作ではいけません。特殊なものにするために2つ，3つの動作を組み合わせたものにすることがよいでしょう。初めは意識的にすることがよいので，利き手でない手を使うのもよいかもしれません。
　この動作を「キーアクション」と呼び，文言と合わせて「キーワー

ド・アクション」と呼んでいます。あるいは「おまじない」,「キーアクション」,「ショートメッセージ」と呼んでいる人もおり,クライアントが理解しやすく,使いやすいものなら何と呼んでも構いません。

　皆さんは英単語などを覚えるときに,その単語を声に出して言いながら,ノートやチラシの裏に何度も書いて勉強したことがありませんか。言語と動作の組み合わせが,神経活動として定着しやすいのです。また,それに加えて,意味のあることを言葉にするので第二信号系から第一信号系に向かう作用があるとも考えられます。ヒトは数百年前から第二信号系を発達させてきました。入院や刑務所などの実際に覚醒剤が摂取できない環境で「俺は今,覚醒剤はやれない」と言うことあるいは思うことは第二信号系の神経活動ですが,おそらく第一信号系に作用し,それと同時に行う簡単で特殊な負の刺激にする動作とその言葉の内容が表す現実が結びつくことを効果的にすると考えられるのです。

　この事実を保つために,CRCTでは,キーワード・アクションの後,20分間は問題行動,嗜癖行動をしない時間にすることを守ってもらいます。

　キーワード・アクションの効果には2つの要素が含まれています。

　まずは,感覚から運動,もしくは感覚から情動を通じて運動へと出来上がってしまった後天的反射連鎖のショートカットを,異なるショートカットを作って平安な時間につなげる効果です。「わざと癖を作る」と言い換えてもよいかもしれません。

　自動車の運転を覚える時,最初のうちは,まず操作について「まず,周囲を確認して,エンジンをかけて・・・ブレーキを解除して・・・ギアをドライブにして・・アクセルを・・・」とひとつひとつ頭の中で言葉にして確認しながら手を動かします。

　運転に慣れた後でもレンタカーなどいつもと違う車に乗ると,慎重になり,最初はやはりギアを確認するなど,動作は自動的には動きません。これは,ひとつひとつ大脳皮質で言語にして確認,計画して動作に移っ

ているのです。

　しかし慣れた自分の車なら，頭の中で言葉にしなくてもすっと自然に手が動きます。何度も運転動作を繰り返したので，後天的反射連鎖として定着し，言語レベルを介さずに「車に乗った」という感覚入力だけで運動が起こり始めるショートカットが出来上がっている状態です。

　古来から，人間は，念仏，題目，お祈りの言葉などを唱える時に手を合わせるなどの仕草を一緒にしてきました。家族や神，仏を思い浮かべながら，何度も繰り返すうちに，祈りや念仏は唱えるとその人に平安がもたらされる特別なキーワード・アクションになったのです。

　つまり，CRCT の第 1 ステージではキーワード・アクションとそれに続く「しない時間」を反復すると，それらがセットになって神経活動として定着します。後には，欲求や衝動が生じてもキーワード・アクションをすれば，欲求や衝動は数秒で消え去り，「しない時間」「欲求もない時間」が訪れるようになります。

　もう 1 つはキーワード・アクションをいろいろなところで行うことにより，行った場所や見た物，それに似た場所や物を「○○はできない」時間が始まる刺激に変える効果です。この効果を作るために，キーワード・アクションを行うときにはその時見えるものや雰囲気をしっかり感覚に入れながら行い，そして規定の時間はあけなければなりませんが，何回も繰り返すのです。

(2) キーワード・アクションのルール

　キーワード・アクションには，前述した 20 分ルールを含め，いくつかのルール，注意事項があります。アルコール症の場合を例にとって次に挙げます

　①キーワード・アクションは，色々な場所で周りをしっかり見て行ってください。

　②キーワード・アクションの後，20 分は断酒を守りましょう。

KWA指示書〔記入例〕（ターゲット：アルコール）

○井△一　さんのCRCT

- ○井　さんの　キーワード：　**今，オレは，酒は飲めない**
- ○井　さんのキーアクション：**左手でゲンコツを作り，胸を叩き，右手首をつかむ**
- 1日20回を目標に続けてください。
- いろいろな場所で，まわりをしっかりみてやってください。
- 欲求があってもなくてもキーワード・アクションをします。
- 1回キーワード・アクションをしたら，次のキーワード・アクションまで20分以上あけてください。
- キーワード・アクションの後，20分間は「酒が飲めない時間」です。
- 人前では，キーワードは口の中でつぶやくか，頭の中で唱えるだけでも良いです。アクションはつけてください。
- 作業記録表に回数を記録し，毎回のセッションで見せてください。

★その他のルール
今はまだ，ノンアルコールビールを飲まないでください。

＊太字が記入個所

③キーワード・アクションを1回やったら，次のキーワード・アクションまで20分以上間隔をあけてください。20分ごとにやるのではありません。20分以上であれば，1時間あいても構いません。

④キーワード・アクションは1日できれば20回を目標に続けてください。

⑤キーワード・アクションをやった直後に（20分以内）もしも飲酒欲求が出現するようなことがあったら，アクションをせずにキーワードだけ，言うか，頭の中で思ってください。

⑥電車の中などの人前では，キーワードは声に出さずに口の中で言うか，頭の中で思うだけでもよいです。

⑦CRCT作業記録表（次頁）に1日のキーワード・アクションの回数を記録してください。記録表には，飲酒してしまった日や量も記入してください。

⑧今はまだノンアルコールビールなどのアルコール飲料に見せかけたノンアルコール飲料も飲まないようにしてください。どうしても飲酒を避けられなさそうなときにノンアルコールビールでごまかすことがあってもしかたないことです。しかし，この場合でも，キーワードアクションの後，20分はノンアルコールビールなどを飲んではいけません。

①～⑦までは，標的行動・症状に限らずある程度共通のルールになります。これにここで⑧のような個別に段階に合わせたルールを加えます。

ここまで示したルールの中ではまずは，一度キーワード・アクションをすれば，なぜ，20分あけなければならないかということが不思議に思えることでしょう。

キーワード・アクションは，CRCTのターゲットになっている嗜癖行動がない時間をもたらす特別な信号に育てていかなければなりません。そのために，1回のキーワード・アクションの後，ターゲットの嗜癖行動がない20分を確保することが大事なのです。キーワード・アクションと20分間の「〇〇がない時間」，これをセットにして脳に定着させていくのです。平井は「よい犬は30分間お座りをしていられる」という記載を読み，おそらく人間はもう少し忙しい行動パターンをもっていると判断したこと，1日にある程度の回数を達成できることなどを考えて「20分間」というルールを設定しました。偶然ですが，人間の神経活動がいったん収束するサイクルも20分くらいであるとも言われてもいます。

しかし，例えばアトピーの掻破のように20分我慢することが初めは難しい場合，もっと短い時間（1～5分）から開始し，次第に間隔を長くしていくことも可能です。そして20回ルールに関しては，「絶対20回で」と厳密にせず，「1日20回を目標に。20回できなくてもそのまま記してください。ただしできれば10回は行くようにして」と指導します。実際に回数がなかなか重ねられない場合，「まずゼロの日をなく

CRCT作業記録表：第1ステージ〔記入例〕

(ターゲット：アルコール)　　　　　　　H 27年 1月　　氏名　〇川△夫

日	回　　数	累計	備　　考
1/5	正正正	15	お酒の夢を見た
1/6	正正正正	34	
1/7	正正正正	54	飲み会パス
1/8	正正正丅	71	
1/9	正下	80	
1/10	正正正正	100	ビール飲みたい
1/11	正正正下	118	
1/12			
1/13			
1/14			
1/15			
1/16			
1/17			
1/18			
1/19			
1/20			
1/21			
1/22			
1/23			
1/24			
1/25			
1/26			

して」「5回を目指しましょう」と指導します。

（3）観察期間としての第1ステージ

前述したように，第1ステージはCRCT全体の土台となるもっとも大事なステージです。

嗜癖行動や問題行動は，CRCTを始めたという回復を目指す意欲と上記の20分ルールにより，それ以前より頻度は減るはずです。頻度が減ると，嗜癖行動や問題行動が出現しやすい状況を特定しやすくなり，更に減らすための工夫を課題として取り上げやすくなります。

例えばアルコール症の人の場合，「職場の飲み会で飲んでしまい，翌日，二日酔いで遅刻した」という状況が残っているとします。ここで「飲み会を断るか，出席してもウーロン茶ですますための言い訳」について話し合います。

このような対応法はこれまでにも集団での教育プログラムで「リスク，引き金を避ける方法」として取り上げられてきました。しかし，せっかく検討した対処法は，第二信号系に働きかけるものであり，後天的反射連鎖が作動しやすい状態では，負けてしまいがちです。後天的反射連鎖をある程度制御した状態でこそ，このような対処法が生かされます。

また，スリップしてしまったこと，キーワード・アクションをやらない日があったことなどをクライアントが正直にそのまま話してくれなければ，CRCTは全く成り立ちません。正直にそのままを話しやすい雰囲気を心がけ，治療ステージの進行を焦らずに，治療関係の構築を心がけます。

アルコール症の人の場合，このステージ中，ノンアルコールビールなども本物の酒類と同じように扱い飲まないように指導します。もしも自宅に既に購入しておいてある場合，「次の刺激ステージで使用しましょう。」と伝え，持参してもらい，預かります。

入院のCRCTでは第2ステージに進むのは，キーワード・アクショ

ンが累計200回に到達した頃になります。

　地域・外来におけるCRCTでは刺激にさらされやすいので，第2ステージに進むのはキーワード・アクションが累計300回～1000回前後になった後になります。キーワード・アクションがある程度回数を重ねられていることと，嗜癖行動や問題行動が止まって1ヵ月経っていることが望ましいでしょう。

2. 第2ステージ：疑似ステージ

　第1ステージでキーワード・アクションを重ね，嗜癖行動や問題行動を促進する反射連鎖をとめる信号と神経活動が出来上がったと思われるところで，第2ステージに進みます。この第2ステージで行う治療作業は，嗜癖行動や問題行動に似た行動を辿り，しかし，その行動の終末に生理的報酬は起こさせないものです。これを繰り返します。この作業は，刺激があって特定の行動を始め，やり遂げても，最後に生理的報酬がないという空振りをさせることなのです。これを繰り返すと，いったんできあがっていしまっていた困った後天的反射連鎖の作動性が弱まっていくのです。

　疑似ステージに入った直後は，刺激によって身体反応や欲求の高まりなどの反応が出現することがあります。しかし，脳内では生理的報酬は生じていません。疑似作業を繰り返す内にそのような症状はなくなっていきます。

　疑似作業については，現状では治療環境によってやり方が異なっています。入院病棟では，疑似作業の始まりの数回は，医師等が同伴して行いますが，その後は単独で実施しています。外来，デイケア，回復施設，グループホームなどでは，第2ステージを通して職員同伴で行います。

　実施中に観察票（巻末資料）を用いて記録を行います。観察票には疑似の作業の前後の身体症状や欲求などを記録します。

　また，時々疑似行動を，完了するまでにいくつかの動作を残して中断

CRCT作業記録表：第2ステージ〔記入例〕

(ターゲット：アルコール)　　　　　　　H27年1月　　氏名　○井□二

日	KWA	累計	疑似	累計	備　考
1/15	正正丁	662	正	9	
1/16	正正下	675			
1/17	正正下	688			
1/18	正丁	695			イライラ
1/19	正正	705	正	17	
1/20	正正一	716	正	25	
1/21	正正正	731			
1/22	正正下	744	正	33	
1/23	正正下	757			
1/24	正下	765	正	41	
1/25	正正一	776	正	49	
1/26	正正正	791	正	56	
1/27	正正正	806			
1/28	正正	816	正	64	頭痛
1/29	正正下	829			
1/30					
1/31					

して，欲求の高まりが出現するか，どの程度かを確認します。疑似は，焼酎を飲用する疑似ならば，焼酎が入っていると仮定した瓶，飲用コップ，氷などを準備し，水割りを作って，飲用する真似，あるいは焼酎の入っていない水割りを実際に飲用します。

　中断する場合は，その一連の作業を途中で止めるので，例えば焼酎に見たてた水を焼酎の瓶から飲用コップに入れたところで作業をやめるものなどです。このとき，欲求や身体症状が生じます。これに対して，キーワード・アクションを試してもらうこともあります。

　疑似作業は連続して何回行ってもよいのですが，途中や1回終了後にキーワード・アクションをした場合，20分間は疑似の作業をしてはなりません。キーワード・アクションの後の20分は，問題行動や嗜癖行動と無縁の時間にならなければならないからです。

　キーワード・アクションは，第2ステージに入っても毎日続けなければなりませんが，疑似作業が優先されるので，1日20回目標ではなく，5回から10回くらいに減らして構いません。

　入院病棟では，このステージ中，疑似作業を1日20回を目標に毎日実施します。しかし，なかなか外来でこの回数を職員同伴で連日こなすのは困難であり，できるだけ頻回に来てもらい，来院した日に数回から10回を実施することになるでしょう。

　疑似は，実際の嗜癖行動や問題行動に近いものにすることがよいので，例えばアルコール症の人の場合，どんなアルコールをどのように飲んでいたかなどについて事前に細かく聞いておきます。その人が過去によく飲用した対象がコンビニで売っている500円赤ワインだった場合，同じ瓶を用意して中身を水やぶどうジュースなどにして疑似飲酒を行います。実際の赤ワインを用意して飲む真似だけをする方法もあります。

　缶ビールの場合，やはり飲む真似をしてもらうか，アルコール成分0パーセントのノンアルコールビールを使います。

3. 第3ステージ：想像ステージ

　このステージでは，嗜癖行動・問題行動に至る典型的なエピソードを詳細に頭に思い浮かべる作業を繰り返します。入院病棟では，このステージにおいてやはり200回重ねることが推奨されておりますが，外来，地域社会では，それ以上の回数が必要です。
　ここではアルコール，薬物乱用の例で説明します。性的問題，ストーカーなどは後述するようにやり方が異なりますので注意が必要です。

（1）詳細な想像の指導

　初回は，治療者の前で閉眼して，過去に行った薬物乱用等の問題の行動を思い出します。その行動をとっているとき，何を見たか，何をどのようにしたか，匂い，味，感覚などがよみがえるように想像する作業をします。治療者はところどころで感覚がよみがえるように誘導する問いかけを行います。

　　クライアント　　仕事から帰ってくる途中でコンビニに寄ります。
　　治療者　　　　どこのコンビニですか。
　　クライアント　　電車の駅から住んでるマンションに通じる道にあるトーソンで，となりにラーメン屋があるんです。そのコンビニで，なんかつまみみたいなものとビールと500円のワインを買います。
　　治療者　　　　赤ワイン？白？つまみってどんなものですか？
　　クライアント　　赤ワインで，缶ビールも買います。つまみっていうか，弁当が多いかな？店に入ってすぐにまず酒コーナーに向かいます。冷えてるビール，それと安い発泡酒も買うね。何でもいいの。500ml缶2,3本。あとワインは500円のやつ。

治療者	お酒を手に取った時はどんな感じ？
クライアント	ビールがひんやりしてて，これからやっと飲めるっていう感じかな。コンビニのすぐ隣が住んでるマンションだから。郵便ポストから夕刊と郵便物とって，チラシはそこにあるごみ箱に捨てて，あ，でもピザ屋のは取っておくかな。エレベーターで5階まで上がって降りてすぐ前が部屋だから。
治療者	夕方だからマンションの周りもにぎやかですか？
クライアント	マンションの1階が塾になってて，小中学生がたむろしててうるさいね。部屋に入ってからは，靴脱いでネクタイはずして一応背広とかクローゼットにかけてから，まず一本飲もうと思って，袋からビールを取り出して，テーブルの上に左手でビールを置いて，右手でプルタブを開けて，そして，そのまま缶からゴクッとゴクッと，ゴクッと・・・・・・。ふうっとくるね。一気に半分くらい飲むかな。テーブルの上のビールを今度は右手でとって，こう，ゴクッ，ゴクッ，ゴクッ，・・・・・。冷たいので，頭が少しキーンとなって，それでもゴクッ，ゴクッ，ゴクッ，・・・・・。ちょっと落ち着いたので，冷蔵庫をあけて，残りの発泡酒を入れて。
治療者	冷蔵庫には，何か入ってますか？
クライアント	キムチ，ブルーベリージャム，梅干くらいかな。それでシャワーを浴びて，パジャマに着かえてから，テレビをつけて弁当食いながら本格的に飲み始める。
治療者	ちょっと待って下さい。時間を巻き戻します。お弁当を袋から取り出すところから1つひとつの行動を想像してください。どのように弁当を取り出して，どこで，

CRCT作業記録表：第3ステージ〔記入例〕

（ターゲット：覚醒剤） 　　　　　　　H 27 年 1 月　　氏名　○木□郎

日	KWA	累計	疑似	累計	想像	累計	備　考
1/10	正正正	1035	正正	260	正正一	11	
1/11	正正正一	1051	正	265	正正正正下	33	
1/12	正正正一	1067			正正正下	50	覚醒剤の夢を見た
1/13	正正下	1081	正	270	正正下下	67	
1/14	正正下	1094			正正正	82	
1/15	正正正一	1110			正正一	93	麻薬取締官と面談
1/16	正正正	1125			正正正	108	
1/17	正正正下	1142			正正正下	126	
1/18	正正正	1157			正正正一	142	
1/19	正正正	1172			正下	151	
1/20	正正下	1186			正正下	165	父と口論
1/21	正正正	1201			正正正	180	
1/22	正正正下	1518			正正正一	196	
1/23	正正下	1231			正正正	211	
1/24	正正下	1244			正正正	226	

　　　　　　　食べるか。何が入っているか。味はどうか。ビールは
　　　　　　　どこから出すか。何に入れて飲むかなど，行うことを
　　　　　　　すべていいながら，思い出してください。

　このように，繰り返してきた飲酒行為の時に視覚，聴覚，嗅覚，触覚がキャッチした刺激をなるべく多く拾い上げるように想像作業を行います。
　想像作業の前後でも，刺激に対する反射症状の観察票をつけるとよいでしょう（巻末資料）。

（２）作文の読み

　薬物やアルコールなどの摂取を行っていた典型的な日について，詳細な作文を書きます。作成する時期は，疑似ステージが始まった直後にすることがよいでしょう。患者さんは疑似への反応を自覚し，条件反射制御法の効果を信じ始めているので，作文が苦手な人でも作文をしようと思いやすいからです。十分な動機がある人は疑似ステージが始まる前から作文をしてもよいです。
　前述した想像作業で語られているような内容を前もって作文にしておくのです。その時見たこと，聞こえたことなど五感に入った事象についてなるべく多く，詳細に書きます。映像が目に浮かぶように，アルコールだったら味がよみがえるように書きます。決して反省文になってはいけません。想像作業もそうですが，第二信号系の判断，解釈より第一信号系の働きをなるべく忠実に再現させるようにします。
　クライアントの中には大変上手に作文を書ける人もいますが，文章自体を日常で書きなれていない人，仕事が忙しくてなかなか作文作成が進まない人もいます。出来上がったものが大雑把過ぎて刺激として使えないようなものは，「ここをもう少し詳しく」「このとき，どんな味がしましたか？」などと添削をして詳細な作文に仕上げていきます。全く書け

ない人，なかなか進まない人に対しては，面接場面で語ってもらったものを治療者が文章化したり，録音したりなどの工夫が必要になります。

　こうして作成した作文を，想像ステージまでの3ステージ終了後に読んでもらうと，想像ステージでは映像として見えなくなっていた情景が再び見えたりします。また，「こんなことは確かにあったけど，実際に行った数ヵ月前じゃなくて，もっと昔のことで10年ほどたっているような感じがします」などと言うこともあります。この現象は想像作業を反復したために，問題の行動を鮮明には思い出せなくなっていたのですが，忘れていた事象に作文を読むことで久々に出会い，それが刺激となり，再び強く反応が生じたのです。このようなことはよくあります。作文を読み始めた当初にそのような体験をしても，作文は固定されているので，ほんの数回，作文を読むと反応は乏しくなり効果を表すことが通常です。

　このような体験は，クライアントに脳にはまだ問題行動を司る活動的な反射が残っている可能性を示し，後に示す維持作業をしっかり行わなければならないことを理解させることに役立ちます。

　また，作文作成により治療者側は，クライアントがどのようなプロセスで問題行動を開始し，継続し，成就させたのかについて情報を把握しやすくなり，治療に役立てることが出来ます。具体的には，疑似作業に追加したほうがよいこと，外来でのCRCTならばしばらくの間は日常生活で避けたほうがよい状況について検討しやすくなります。

　作文は，維持ステージに入った時に，時々読み返します。また，想像ステージでも「もう何も浮かばない。」「想像できなくなった。」「もう忘れちゃったよ。」などとクライアントが訴える時，書いておいた作文を提示します。以前はありありと映像が見えるように頭に浮かんだ光景も，CRCTの想像作業の後半では，薄れてきていることが多いのです。そのような時に，以前書いた作文を読むと，「ああ。こういうこともあったな」と想像作業を助けます。あるいは，その作文の中に記されている

場面や言葉にはまだ抑制が進んでいない刺激があり，作文を読む途中で閉眼すると，映像が再び鮮明に生じることさえあります。

4. 維持ステージ

（１）維持ステージに到達した頃の状態
　このステージになれば，嗜癖行動などを促進する第一信号系の反射連鎖は，第二信号系反射網（思考）によってコントロール可能な状態になっています。何らかの刺激を受けて欲求が起きても，これまでで鍛え上げられたキーワード・アクションで撃ち落とすことができるのです。

（２）放置された条件反射の再燃
　もう欲求がないから，CRCTはやらなくてもいいと考える患者さんがいますが，長い間眠っている神経活動は，元に戻ることがあります。嗜癖行動や問題行動を司る反射連鎖はCRCTでいったん弱まっても，放置すると徐々に復活することがあるのです。キーワード・アクションも長くしないでいると，せっかくブレーキとして機能するまでに鍛え上げた神経活動なのに，錆ついていくのです。

（３）維持作業
　キーワード・アクションは１日５回以上，疑似作業を１日２回以上，想像作業を１日２回以上続けることが推奨されます。
　時々作文の読み返しを行います。

CRCT作業記録表:維持ステージ〔記入例〕

(ターゲット:危険ドラッグ)　　　　　H27年1月　　氏名　△山○美

日	KWA チェック✓	疑似 チェック✓	想像 チェック✓	備　考
1/5	✓	✓	✓	
1/6	✓	✓	✓	
1/7	✓		✓	
1/8	✓		✓	
1/9	✓		✓	
1/10	✓		✓	
1/11	✓		✓	
1/12	✓	✓	✓	通院日
1/13	✓		✓	
1/14	✓		✓	
1/15	✓		✓	
1/16	✓	✓	✓	
1/17	✓			
1/18				
1/19				
1/20				
1/21				
1/22				
1/23				
1/24				
1/25				

5. 各ステージの組み立て（図3）

　CRCT の基本法では，第1ステージの負の刺激（キーワード・アクション反復）ステージを経て疑似ステージ，想像ステージ，維持ステージと続きます。物質乱用や病的賭博などは，このように治療ステージを進めます。

　しかし一部の性犯罪，ストーカー行為などの疑似ステージを用意することが難しいものならば，キーワード・アクション反復ステージから想像ステージに進みます。

　強迫行為などは，キーワード・アクションの後の20分間は強迫行為をしないように指導します。この繰り返しにより，強迫行為自体は減っていきます。第1ステージだけを実施し，1日に繰り返すキーワード・アクションの達成目標回数を20回から徐々に少なくしていって，5回程度になったところで，維持ステージとします。

負の刺激ステージ → 疑似ステージ → 想像ステージ → 維持ステージ

負の刺激ステージ → 想像ステージ → 維持ステージ

負の刺激ステージ → 維持ステージ

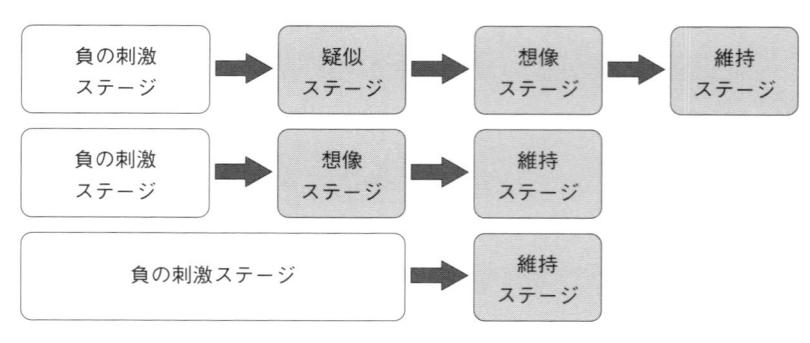

図3　治療ステージの組み立て

第3章
その他の嗜癖, 症状に対する条件反射制御法

はじめに

　ここまで主に薬物乱用などの物質使用障害に対してCRCTを適用する方法についてお伝えしてきました。前述したように, CRCTは, 2006年に覚醒剤乱用のために入院中の患者さんに対して試みられたのが始まりです。その後, 2011年からCRCTはその適用を少しずつ拡げていきました。反応性抑うつ, パニック障害, 性嗜好障害, 強迫行為, 病的賭博, 過食などに試されるようになったのです。

1. 強迫行為

　確認強迫, 洗浄強迫などの強迫行為に対しては, 通常第1ステージのみで症状がかなり軽減します。第1ステージからそのまま維持ステージに移行します。他の治療で効果が十分得られなかったケースでも, 一定の効果が得られるという報告があります。(文献3, 4)

　強迫性障害の人の傾向として, キーワード・アクションを毎日きっちりと20回実行することが多く, 症状の一定の改善がみられたら, キーワード・アクションの1日の回数を少しずつ減らしていくようにして, 維持ステージに入ります。カウンセリング, 外来治療ですと, それまで

1 日 20 回のキーワード・アクションを 1 日 15 回程度にして次のセッションまで続けるように指導し，その次は 10 回，5 回と漸減してそのまま維持ステージに移行するのです。

　治療上のポイントとしては，生活に邪魔にならない程度の症状はそのままにしておき，完全に強迫症状を消失させようと，治療者自身が強迫的にならないことです。少しの症状は，むしろ悪化させないためのワクチンとして残す方がよいという意見もあります（文献 4 ）。

　また，強迫性障害の中の，繰り返す確認行為，手洗い等の強迫行為については，ＣＲＣＴで取り組むことができます。しかし，強迫観念についてはそれをターゲットにしてその発現を直接的に抑制するように取り組むと，かえって悪化させてしまいます。強迫観念については，ある程度抱えながらもとりあえず生活の中の目の前の課題をこなしていく方法をとります。そうすることで，症状は残存しているけれど，生活の質を向上させることができて，次第に強迫観念と適度な距離がとれていくのです。このように，強迫観念については，症状との上手な折り合いをはかる森田療法的なアプローチを併用することが有効でしょう。

　繰り返す薬物乱用と強迫性障害は全く違う病態のようにみえます。しかし，ある状況下で困った行為，症状が繰り返され，思うようにはコントロールできないという点で共通しています。強迫行為，強迫観念などを主徴とする OCD（強迫性障害：obsessive-compulsive disorder）に並んで，抜毛癖，病的賭博，盗癖，摂食障害，自傷行為などを OSCD（強迫関連障害：obsessive-compulsive spectrum disorders）と捉え，SSRI など OCD に準ずる薬物療法の有効性が言われています（文献 5 ）。病態が成立するメカニズムに同一性があると捉えるのは CRCT だけでなく薬理的な作用においても同様なのです。従って，前記した疾病状態にも CRCT が効果を表すことは不思議ではありません。もっとも，DSM-5 では，上記の障害の中の，病的賭博は，「非物質関連障害」に，摂食障害は，「哺育と摂食の障害」に，盗癖は「破壊的衝動制御と素行

障害のカテゴリーに入れられています（文献6）。

2. ギャンブル

第1ステージは同じように進みます。

ギャンブルといっても，パチンコ，パチスロから競馬，競艇，FXなど様々なものがあります。

パチンコ，パチスロに関しては，中古の機種を疑似ステージで用いることもできます。換金されず玉が出てくるだけのパチンコを繰り返すのです。機械がなければ，課金されないパチンコのゲームを利用することでも可能です。また，初めは誰かに付き添ってもらって，パチンコ店に入ってパチンコをせずに出ることを取り入れることもできます。もっともこれは「店の人に不審がられる」と嫌がる人も少なくありません。

競馬の場合，競馬新聞や競走馬が走っているDVDなどの映像を疑似ステージで使います。また，馬券をどのように購入していたかもポイントです。競馬場に行っていたのか，携帯やATMを使っていたのかなどを聞き出して，それぞれの状況に合わせて疑似作業を組み立てます。

FXなどインターネットを用いた投資では，第1ステージでは，インターネットを利用しない期間を設けます。場合によっては，いつも投資に使っていたパソコン自体を使わない期間を設けます。「お気に入り」から問題のサイトを削除するなど，つながりやすさを排除します。第2ステージではパソコンやインターネットの利用を許可します。インターネットの利用自体を疑似作業ととらえるのですが，FXなどのサイトを開くことはしません。

3. PTSD（心的外傷後ストレス障害）

第1ステージのキーワードは，「僕は今危険じゃない」「私は今大丈夫」といったものになります。

初めのうち，キーワード・アクションは，トラウマ記憶のフラッシュ

バックや，不安緊張，抑うつ気分が出現しやすい状況では行いません。クライアントがリラックスできるような場所でのみ行います。

　同時に，良い思い出のエピソードや，気分がよくなる手仕事，お気に入りのアロマの匂い，思わず笑ってしまうような動画，大好きな"ゆるキャラ"などクライアントにとって「ほっとするもの」を聞き出しておきます。そして，1日に何回かはキーワード・アクションの後に，これらの「ほっとするもの」に関わる時間を意識的に持ってもらいます。

　日常生活でフラッシュバックや恐怖感が出現することが減ってきたら，クライアントにとって症状が出やすかった状況でもキーワード・アクションをしてもらいます。

　かなり改善されたら，想像ステージに入ります。嫌なエピソードを連想する人や状況を思い出す作業をします。しかし，ここまでの間に日常生活が問題なく送れるようになり，クライアントが想像作業を望まない場合は，そのまま維持ステージ（この場合は，キーワード・アクションを1日5回程度行うことと「ほっとするもの」に関わる時間を持つこと）に移行して経過を見ることも選択肢のひとつです。

4．リストカット

　リストカットに関しては，ストレスが加わってたまに切ってしまうような場合に，CRCTを用いることは効率の悪い治療でしょう。むしろ，感情の気づき，状況の認知，代替行動を検討する認知行動療法的アプローチで十分です。しかし，頻繁に切ってしまうような場合，はっきりしたきっかけもないのに切ってしまうような場合，カウンセリングや認知行動療法的アプローチで変化がみられない場合はCRCTが有効です。

　疑似ステージでは，刃のないカッターなどを使います。

　想像ステージでは，自傷行為をしているところを想像するのではなく，自傷のきっかけになるような怒りや緊張感，不安感が出現した状況から思い出してもらいます。そしてリストカットの想像では，疑似と同じよ

うに切っても血液が出ない現象を想像します。

　疑似や想像作業に入る前に，クライアントにとってほっとするもの，リラックスするもの，音楽，アロマ，楽しい思い出などを書き出してもらい，キーワード・アクションの後に時々，聴いたり，触れたり，思い出す作業を加えることを繰り返しておくと，治療が円滑に進みやすいでしょう。

5．盗癖

　第1ステージは同じように行います。第1ステージの間は，ひとりで買い物に行くことを禁止します。しかしどうしても入店しなければならない時には，注意事項として「入店したらすぐに買い物カゴを手に持つ」「手提げバックを持たない」「エコバッグやハンカチなどでポケットをパンパンにしておく」「ジャンパーやコートは襟もとまでボタンやチャックをとめて，前開きにしない」「買物リストを作っておき，それ以外のものは買わないようにする」「安売りしていても，家にあるものをまとめ買いしたり，買いだめしない」などについて指導します。

　第2ステージでは，単独での買い物を開始しますが，第1ステージから指導している前段落の注意事項は守るよう指導します。買い物に同伴してくれる協力者がいる場合，レジ近くで待ち合わせるなどして，ひとりで店内を回る時間を持つことで段階を踏むことができます。入院での治療では，お菓子などの商品をならべた部屋を作り，そこで患者さんがエコバッグに商品を入れて後に職員が回収するといった"疑似万引き作業"を繰り返す方法もあります。

6．性犯罪

　盗撮，露出，痴漢行為などの性犯罪に対してもCRCTを用いることができます。一般的に生殖行為・性的行動は，先天的反射連鎖が本流ですが，複雑な人間社会において性的行動を促進する神経活動には，生後

の環境の中で成立した後天的反射連鎖が多く含まれます。

　第1ステージはやはり同じように進みます。

　第1ステージの作業表には，キーワード・アクションの回数記録のほかにできれば自慰行為の際に問題になっている性的嗜好（露出や痴漢行為など）の空想を行ったか，"それ以外の空想"を行ったかをチェックできる欄を加えて記入してもらいます。そして，できるだけ"それ以外の空想"をするように指導します。性犯罪のために相談に訪れる人たちは，警察の取り調べ，裁判，解雇，信用の失墜などを経験している人が多く，「二度と同じ経験をしたくない」と思っています。しかし一方では心のどこかに「あんな思いをしたのに繰り返さないかどうか不安」という気持ちを持っています。それは，問題となった性的嗜好で性的興奮を得ることを本人が一番よくわかっているからです。「人間としてのあなたは全く別」であり，「あなたの問題は動物的な脳に定着してしまったものです」「人間としてのあなたが，あなたの脳の動物的な一部をしつけるように取り組むのです。お手伝いします」と説明し，治療の経過中に生じた問題や衝動についてそのまま話すように励ますことで，治療への動機づけを更に高めることができます。

　また，決まった状況で出る性的問題行動（地下鉄の中の痴漢行為，エスカレーターでの盗撮など）を持つ人については，第1ステージでは，その状況に身を置くことを避けてもらいます。地下鉄の中での痴漢行為では，できればバスや自転車などの他の移動手段をとり，それが無理ならば乗る車両や時間帯を変えることなどを提案します。

　インターネットでアダルトサイトにアクセスすることも禁止します。アダルトサイトにアクセスすると，問題となるクライアントの性的嗜好の画像を観ようとしていなくても，そのような画像が飛び込んでくることがあるためです。問題となっている性的嗜好が扱われていない，DVDや雑誌について推奨します。

　第2ステージでは，薬物・アルコール問題のようなそのままの疑似作

業は多くの場合行わず，工夫が必要になります。リスクになっていた状況を表す画像を観て，欲求や身体反応について記録してもらいます。クライアントの問題に合わせ，電車の中で立っている女性，ひとりで歩いている女性，エスカレーターの女性の画像などです。電車の中での痴漢行為の場合，このステージでは，電車に乗ることを許可し，作業表に乗った日について記入してもらい，欲求についても確認します。

　下着や水着窃盗の場合は，治療場面で下着や水着を手にしてもらい，身体反応，欲求について確認する作業を繰り返します。この作業の直後の自慰行為は禁止します。

　第3ステージの想像作業では，リスクとなる状況にありながら"別の行動"をとる想像をパターンを変えながら繰り返します。"別の行動"については，あらかじめ話し合っておきます。例えば「出勤途中の電車の中でミニスカートの女性を見かけるが，背を向けて中吊り広告をながめ始める」といったものです。

　クライアントの中には，射精障害などのために射精に至らないにもかかわらず，性的問題行動を繰り返していた人が一部いました。このことから先天的反射連鎖が本流である性行動は，行動が完了せず，途中までの行為だけでも生理的報酬があることが推測されます。そのために通常，想像作業は，後天的な反射連鎖が本流となって生じる薬物乱用に対するもののように「薬物を入手して乱用して快感を得るまでを想像して，実際に薬物が体内に入らないことで刺激に対する反射を減弱させる」想像とは異なるものになるわけです。

7．過食・その他

　過食に関しては，食べ吐き行為や常識はずれの量の間食や夜食の習癖をターゲットにして効果を上げることができます。キーワード・アクションの後20分間は過食だけでなく，摂食行為自体をしない時間にします。ですから，食事の直前にはキーワード・アクションはできません。

水を飲んで食べたものを吐いていた人は，キーワード・アクションの後20分間は水分摂取も控えてもらいます。できれば食事記録もつけてもらいます。

　一方，間食はしないけれど1回の食事の量が多く，結果的に過食になってしまうようなタイプはやや困難です。空腹から食事摂取に至る反射連鎖は誰にも必要で自然ですが，問題は必要量を超えて摂取することであり，このタイプの過食を支える反射連鎖が，必要で自然な食事摂取を司る反射連鎖と切れ目なくつながっていて制御を難しくしています。

　摂食障害に，盗癖，アルコール症が合併していることもあり，同時に複数の問題に取り組まなければならないこともまれではありません。

　この他，ストーカー，繰り返す皮膚のひっかき，抜毛癖などにも応用されています。

第 4 章
その他の技法，アプローチとの併用

はじめに―生き方の問題

　ときに，社会的な役割，仕事，家庭，友人，適当な趣味を持ちながら，困った行動の反復に悩まされている人がいます。その人の問題はCRCTだけで制御可能です。

　しかし，薬物乱用や過度の飲酒，その他の問題行動を反復してしまう人の中には，問題行動以外のところでも生き方が下手な人が少なくありません。

　人間関係がうまくいかなかったり，規則的な就学，就労ができなかったりします。

　このように生き方が下手になったのは，問題行動の反復が始まる前からの人もいれば，始まったためにそうなった人もいます。

　生き方が下手な人は，CRCTだけでは不十分です。

　生き方が下手な人は，よい生き方の訓練をする必要があります。日常の雑用をこなす力，人間関係をもっとスムーズにする力，仕事に就いて続ける力，いろいろな問題に対応できる力をつける訓練をしなければなりません。

　例えば10代の頃から薬物乱用を繰り返して，青年期の課題への取り

組みも対人訓練も殆どなされていないような人は，第二信号系もひどく脆弱で育っていません。このような人では，生活していく上で，通常の出来事さえストレスになります。たとえ CRCT でいったん欲求を抑制し，問題行動をとらなくなっていても，ストレスが加わると欲求が生じ，問題行動が起こるやすくなります。

　ストレスが加わると，動物的な神経系である第一信号系は活動を始め，生きる方向に動きます。つまり，生理的報酬を獲得する方向に向かうのです。このとき，過去に頻回に生理的報酬を獲得した神経活動が反応しやすく，過去の問題行動が再現されるのです。なぜなら，その問題行動は生理的報酬により定着した反射連鎖が作動することにより生じるものだからです。

　また，欲求は強くないのに，やけになったり，投げやりな気持ちになったり，誰かにあてつけたい気持ちになった時に，薬物乱用や過度の飲酒，その他の問題行動が再び起こることもあります。

　ですから，CRCT で第一信号系がある程度制御可能になったら，第二信号系を成長させるような取り組みをした方がよいのです。逆にいえば，第一信号系がある程度制御可能にならなければ，落ち着いて第二信号系を鍛えるような取り組みに入れません。

　次に併用されている他療法，支援について，CRCT と互いに有効性を高めるポイントについてお伝えします。

1. 薬物療法

　薬物乱用によって著しい幻覚妄想状態を呈している場合は，抗精神病薬の投与により精神病状態を改善させなければ，その他の治療を開始させられず，これは CRCT も例外ではありません。

　薬物乱用歴がある人が不安や不眠を訴える場合，抗不安薬や，睡眠薬に関しては，処方するにしても依存性が低いものを選択しなければなりません。

薬物療法そのものは，脳中枢の神経伝達物質の代謝そのものに直接影響を与えるものです。例えば睡眠薬の中でベンゾジアゼピン類，バルビツール類は，主として覚醒系の中の中枢である脳幹部網様体への感覚刺激からの作用を制御します。しかしどんな薬物療法も，それが与えられる環境（医師の言葉など）にも左右され，これが目に見えないプラセボ効果となっています（文献7）。この働きは，薬物療法の純粋な働きが脳幹部からも始まるボトムアップ効果としたら，大脳皮質，大脳辺縁系から広がるトップダウン効果といえます。

2. 精神療法，カウンセリング

　CRCTを導入する際に行うクライアントへの説明，CRCTを続けるための働きかけには，有効な精神療法のエッセンスが詰まっています。

　クライアントは薬物乱用，困った性的嗜好などについて，それまでやめようとして失敗していたり，周囲から失望や蔑みの感情をぶつけられたりしていることが多く，自己評価も低く，希死念慮を抱いていることも少なくありません。

　このような人たちからはそれまでの経過をよく聞いて，「あなたがもうやめようと本気で考えたことはわかります。」「どうしてもやめられない困った癖は，あなたの動物的な脳が強く関わっていて，暴れだすとあなたの人間的な脳が負けてしまうのです。」「あなたの人間的な脳が動物的な脳に勝てるように一緒に取り組みましょう。」のように，疾病のメカニズムを説明し，治療を勧めます。つまり，まずはクライアントの人間的な脳に対する信頼を伝えます。また，嗜癖に至る欲求，渇望について外在化し，クライアントと治療者が協働して問題に取り組むイメージをつくります。

　また，動物的な脳がある程度静かになったらどのような生活を送りたいかというリカバリーの希望についても話し合っていきます。容易に元の問題行動を選ばないように生き方を変えていかなければなりません。

このような，CRCTを進めるアプローチそのものに精神療法的関わりが含まれていますが，重大な生きづらさについて更にカウンセリングを本人が希望する場合，または本人は積極的に希望しなくても必要と思われる場合は，CRCTによってある程度，問題行動を司る反射連鎖が低減しているなら，CRCTの治療ステージが維持ステージに入っていなくてもカウンセリングの導入は可能です。ひとりの治療者が，CRCTとカウンセリングの両方を担当してもよいし，例えば医師や看護師，作業療法士がCRCTを指導し，臨床心理士がカウンセリングを担当するなど，別々の担当者が行ってもよいでしょう。

3. 自助ミーティング

　自助ミーティングは，CRCT以外の他の多くの治療法と同様に第二信号系の働きである思考に働きかけます。「自分の問題に向き合える」「他の人の気持ちを考えられる」という効果があります。また，回復施設の効果は，「居場所があり仲間がいる」「回復している人の姿をみることができる」「渇望が生じてもとりあえずミーティングに出てその日をやりすごすことができる」といったことが重要です。

　一方で，例えば乱用してきた薬物などについてミーティングで聴いたり話したりしても，ミーティング中は絶対に薬物を乱用しない時間が保証されるので，刺激を受けても生理的報酬がないことが繰り返されます。ダルクなどの回復支援施設で実施されている1日3ミーティングの生活はこの繰り返しで埋め尽くされているのです。つまり，自助ミーティングは第一信号系にある問題行動を司る反射連鎖を低減させる効果もあるのです。

4. 認知行動療法

　認知行動療法と呼ばれてプログラム化されているものの多くは，行動の部分がほとんど取り上げられていないか，行動を言葉にして取り上

ている認知療法です。

　また，認知行動療法について書かれたものを読むと，認知とは思考に近い機能を指しているようであり，従って，ヒトは思考に基づいて行動するという理解に基づいた治療法のように感じられます。現実のヒトにおいては，無意識的な反射が優勢になって行動が進むことがあるので，ヒトは思考に基づいて行動するという理解には誤りがありますが，認知行動療法には一定の効果があることも事実です。

　認知行動療法のよいところは，誤っているけれど「ヒトは思考に基づいて行動する」という一般的な理解に従っているので，伝えやすく，プログラム化しやすく，クライアントが自己コントロール感を持てるところです。

　しかし，このような治療法でも，第一信号系が暴れているうちは，落ち着いて取り組めません。CRCT である程度，問題行動を司る反射連鎖が制御可能になってから導入するほうが，効果が見込めるでしょう。

5. ケア会議

　ケア会議は，ほっとステーションでは，「応援会議」などと呼ばれることもあります。

　クライアントの問題を関係している多職種多施設の担当者が集まり，話し合いを持ちます。本人や家族も参加します。課題や，目標，支援の役割分担，クライシスプランなど，本人の希望を中心に話し合っていきます。通常，精神科ソーシャルワーカーがコーディネート役を担うことが多いのですが，どの職種でも構いません。医療観察法事例では，社会復帰調整官が，コーディネートします。

　ケア会議は全員に行うものではなく，多問題ケース，触法ケースなどいわゆる処遇困難ケースに適用されることが多く，それ以外では，例えば就労に的を絞った期間を限定したケア会議などがあります。

　同じ触法ケースでも性犯罪の場合，支援者側にとってはケア会議が必

要と思われても，本人にとっては裁判に準ずるような苦痛が伴うことが多く，実施には慎重になるべきかもしれません。

6. 就労支援

　前世期末はまだ，物質使用障害に罹患している人に「働きなさい」と言ってはいけないとされていました。「やめ続けていることが仕事なのだ」という風潮があったのです。確かに仕事よりもまずは物質使用をとめることを優先させるべき時期はあるでしょう。現在では，障害や問題が残っていることを理由にして就労や結婚などの希望をあきらめないというリカバリーの理念が浸透しています。ですから，たとえ物質使用障害や問題行動の反復があっても，就労支援の該当者になります。しかし，思考の制御を越えて動く反射連鎖の作動性が十分低減していないうちは，危険です。ストレスが加わると生理的報酬を獲得する方向に作動する反射連鎖は活発になりがちだからです。暴走する反射連鎖を鎮めてから，段階的に就労支援を進める方がリスクが低いでしょう。入院病棟でCRCTを実施する場合は，閉鎖的な環境ですので安全に実施できますが，地域・外来で取り組む場合，日中活動がある程度確保されていないことも，そのままリスクになります。日中活動の確保のために精神科デイケアや就労移行支援などを利用して就労の準備をゆっくり開始しておくこともひとつの方法です。

7. 森田療法的アプローチ

　昨今の森田療法では，臥褥や作業を用いた旧来の入院療法は衰退して外来面接でのアプローチが主体となっています。基本的には，今すぐはどうにもならない問題をひとまず棚上げしておいて，建設的な行動に少しでも手をつけていくよう働きかける治療スタンスをとります。行動や生活態度が正されていくと，不安や症状との間に適切な距離感が維持されるようになります。すると，各人が持つ欲望や目標が次第に明らかに

なって，症状の有無によらず本来の能力や生き方が発揮されていきます。
（文献8）

　森田療法ではこのような治癒像を目標としており，症状の軽減を少なくとも直接は狙いません。しかし，強迫行為やパニック発作（第一信号系の現象）に大きく翻弄されている状態では建設的な行動や生活態度の意義をいくら説明（第二信号系の現象）しても「わかっちゃいるけど・・」という停滞状態に陥ることが現実的には少なくありません。

　このような状況でCRCTによって病状や行動が適切に制御されると，森田的アプローチが行き詰まっていた事例に糸口が開ける可能性が高まります。

　一方，物質使用障害などの病態がCRCTによって改善しても，「疾病なき後」の虚無感に一段と苦悩を募らせる場合も想定されます。そんな例に適切な生き方を示す羅針盤のひとつとして森田的アプローチが活用できます。

　その他，森田療法では悪循環を遮断するために逆説的な指示を出すことがあります。CRCTで病状が相応に改善した場合に，症状駆逐にとらわれて悪循環に陥らないように，症状をワクチンのように少しだけ残しておくように働きかけることがあります。

　CRCTは問題を直接的に軽減する問題志向型のアプローチなのですが，典型的な解決志向型のアプローチである森田療法と組み合わせることで，両者が互いに相補って患者さんのより発展的な回復が期待できるのです。

8. その他

　困った行動がCRCTである程度止まっていても，それだけであり，クライエントの不安や苦痛が変わらないという状況が起こることがあります。その状況を避けるために訪問看護，グループホームでの生活支援，日中活動の確保のためにデイケアや生活機能訓練，音楽療法やリラクゼーションの併用が可能です。

第 5 章
繰り返される犯罪を防止するために

1. 繰り返される悲劇

　刑務所内には覚醒剤取締法違反の累犯者が多くの割合を占めています（図4）。

　服役しても出所してすぐに覚醒剤乱用を再開してしまい，再び刑務所に戻ることを繰り返し，人生の大半を刑務所で生活している人，覚醒剤を得るために売春をする女性，子供を養育できない状態になっている母親，覚醒剤中心の生活になり，ついに覚醒剤と心中するように自殺してしまう人，覚醒剤を摂取するために強盗や脅迫にまで手を染めてしまう人，繰り返し覚醒剤を使い幻覚妄想状態下で殺人などの重大事件を起こしてしまった人など悲劇が繰り返されています。

　覚醒剤の再犯率は高いまま推移しており，社会が彼らに対応するシステム自体を見直さなければいけないでしょう。刑法が人間の行動原理に基づかなければ社会の平安を保つことに貢献できず，再犯を防ぐことができません。

2. なぜ繰り返すのか

　生物は，約38億年前に出現し，その時から生物の特性である自己保

(%)

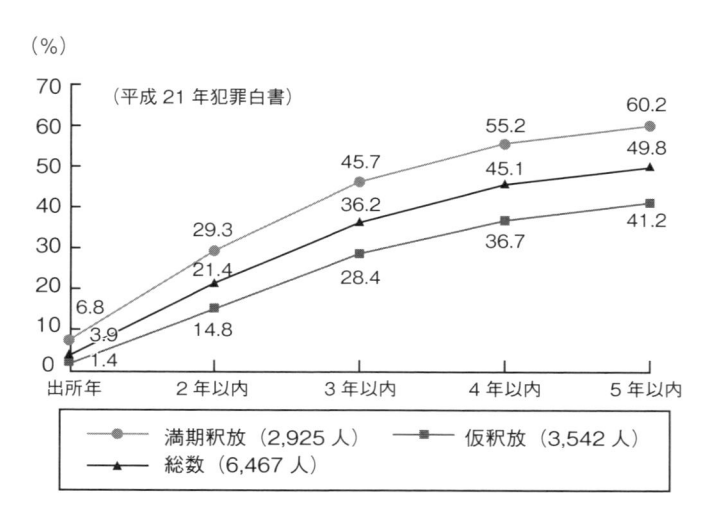

図4 出所受刑者の累積再入率（覚せい剤取締法違反）

存と遺伝が始まりました。生物としての人間の歴史の中で，人間の持つ第一信号系の源は既にこのときに始まっています。生物誕生から気の遠くなるような時間を経ながら，生物は様々に進化し，約200万年から300万年前に我々人間の祖先が二足歩行を始めました。このときから，目前で両手を使い，失敗を重ね，その後に成功することを視認し，この作業に対応する中枢ができました。この中枢が第二信号系であり，思考し，評価，判断，計画，予測，決断，実行などを司るようになりました。つまり，人間は第一信号系と第二信号系の2つの中枢を持つようになったのです。ヒト属が生まれ，進化し，第二信号系はより高度に複雑に発達して，約15万年前に現在のヒト属であるホモサピエンスに至りました。現在も中枢は2つに分かれていて，人間の行動は第一信号系と第二信号系がときには調和し，ときには無関係に，ときにはどちらかが優勢になって行動が生まれます。これは，約200万年から300万年の間，ずっと繰り返されている営みなのです。

このように，人間の行動制御中枢は第一信号系（動物的な脳）と第二信号系（人間的な脳）に分かれています。

何度も何度も繰り返し覚醒剤を乱用し，覚醒剤に向かう神経活動が強固に出来上がってしまった人は，覚醒剤に関係する刺激を環境から受ければ，幻覚妄想などがなく，思考がクリアで理性的な判断ができる状態であっても，覚醒剤摂取行動が第一信号系の反射連鎖により起こってしまいます。この作動性は第二信号系よりも強く，理性が行動を制御できないままに覚醒剤を摂取してしまいます。

3．現在の刑事司法体系の問題

責任能力とは，刑法上の責任を負う能力のことで，物事の是非・善悪を弁別し，かつそれに従って行動する能力のことを言い，現在の司法精神医学の考え方では，覚醒剤を使用した行動に関しては，完全に有責であると判断されます。そうなると刑事司法制度の中で，手続きが進みます。初めての逮捕では，たいてい執行猶予がつき，「今度やったら刑務所だよ」とその人の理性に働きかけ，ブレーキになることを期待します。またやってしまったときは，刑務所に行くことになり，繰り返せば，だんだん刑期が増えていきます。

しかし，繰り返して覚醒剤を使うことにより，それを摂取する行動が，覚醒剤の生理的報酬で強力に条件づけられた人は，理性的な判断ができる状態であっても，理性が行動を制御できていないのですから，制御能力に問題があるはずです。つまり，覚醒剤摂取行動自体を取り上げて有責であるとは考えられません。

現在の刑事司法体系は，人間は，精神病症状，意識の異常，知的障害がないか，あっても軽微であれば，事物の是非・善悪を弁別する能力があり，その弁別に従って自由な意思が行動を選択し，制御する能力があるとしています。理性に従って行動できると想定し，有責性を評価し，刑罰で処遇しています。つまり，逮捕，拘留，服役などの不利な状況を

避けるために，覚醒剤乱用などの嗜癖行動をしなくなることを期待しているのです。

そもそも犯罪とは，違法で有責な行為であり，自由な意思があることとその意思と行為に同時性があることが有責とする成立要件であると考えられています。

しかし，例えば999回覚醒剤を摂取した人は，1000回目の覚醒剤摂取に向かう第一信号系の反射連鎖を第二信号系が止めることができません。この人も覚醒剤を初めて使った時には，違法だと理解し，かつ自分の第二信号系で選択して行動しました。しかし，1000回目の覚醒剤摂取に関しては，第二信号系は負けてしまっています。"意思"に刑事司法体系が期待しているところから判断すると刑事司法体系で使われている"意思"とは，第二信号系にあたるものです。従って，自由な"意思"と1000回目の覚醒剤摂取には同時性がないのです。

刑罰は第二信号系に効果を表すものであって，動物的な脳により強力に定着している第一信号系に対しては無力なのです。現在の刑事司法体系の中では，第二信号系に対する働きかけに比重が重く，第一信号系は放置された状態です。覚醒剤摂取を促進する定型的な反射連鎖は保持されてしまいます。

このようにして，服役を経ても，懲りずに多くの人が再犯に至ることになります。

4．よりよい社会と幸福のために今後に期待されること

繰り返してしまう犯罪に関して有責性や処遇について議論するときに，「既に法で定められているから」「現在の司法精神医学の基準では」という前提が提示され，もう変えられないものだという認識が固まってしまっています。しかし，果たして本当に変えられないものなのでしょうか。人間は何百万年も進化を続けてきました。刑法は定められて100年と少しです。できあがっている現在の刑法は人間の歴史の中では，ほんの一

瞬のプロセスに過ぎません。変わっていくことは可能なのではないでしょうか。

　繰り返す犯罪，悲劇を減らすために，刑事司法体系は，人間の行動原理に基づいたシステムに改正することが望まれます。

　社会制度や法は，人間の行動を良好にすることを目的に存在しています。社会制度や法も人間の行動原理に基づくものでなければ効率が悪く，社会の平安を保てず，社会に負担を負わせることになってしまいます。社会に問題をもたらしている現象への対応法について，パヴロフ学説に従って再考されるべきでしょう。

　違法薬物を乱用すれば，「逮捕される」などの不利益な状況に至るかもしれないことを伝えることは，第二信号系に働きかけるもので，ブレーキとして必要です。その他，前述したように，薬物検出キット，麻薬取締官との面談，カウンセリング，認知行動療法的プログラム，定期的に自助グループミーティングに参加することも主として第二信号系に働きかけるものです。

　ご紹介してきたCRCT，条件反射制御法は，強力に第一信号系に働きかける治療法です。

　しかし，第一信号系，第二信号系への働きかけは，いずれも準備しておかなければ，逸脱した行動を変化させることは難しいでしょう。覚醒剤反復摂取者は，疾病性と犯罪性を持っているので，対応するシステムは，その人に応じて適切な治療と法による抑止力の両方を提供すべきなのです。（文献9）

　そして，覚醒剤事犯だけでなく，一部の繰り返す性犯罪，盗癖，ストーカー行為なども判断能力がありながら，行動制御能力の障害が原因して生じた行動であると考えられます。このような事犯に対しても，人間の行動原理に基づいた判断と処遇を再構築すべきでしょう。そうすることで，加害者の矯正ばかりでなく，再犯を防ぎ，被害者も救うことになるのです。

おわりに

　条件反射制御法が基づく理論はパヴロフ学説ですが，皆さんがこれまで知っていたパヴロフの条件反射とは全く異なっていたことに驚いたに違いありません。パヴロフは飼育係と犬の唾液の関係に気づき，そこから研究を進めたことは事実ですが，対象とするところはもっと大きく，時間的にも広がりのあるものでした。つまり，パヴロフ学説は進化と行動のメカニズムに関するものだったのです。

　パヴロフは手術が得意でしたので，ヒト以外の動物を用いて消化腺からの分泌を計測する手術を施し，自律神経系の反射を焦点にした実験をしました。一方，ヒトを対象にしては幼児の言葉の発達について研究を進めましたが，成人を対象にした研究は限られているようです。物質使用障害等の「わかっちゃいるけどやめられない」という状態に対してパヴロフは自分の学説を用いての対応はしていなかったと思われます。

　条件反射制御法は2006年に考案され，これを用いた臨床における患者さんの反応を検討することにより，ヒトの成人において第一信号系と第二信号系がどのような関係で機能するかがだんだんわかってきました。

　臨床家である我々はこの技法をまずは物質使用障害に対して用い，欲求を抑制することにおいてそれまでの治療法と比較して飛躍的に高い効果をもつことを知りました。その後，好ましくない気分や自律神経の変調，行動が過度に生じる様々な疾病状態に対して抜群の効果を示すことを経験してきました。臨床で得られる効果が絶大であることに押されて，ヒトの行動に関しての検討を継続し，理解を深めてきました。その結果，いつのころからか法曹達が考える有責性に問題があることに気づきました。当初は，門外漢であることから恐る恐るでしたが，現在では刑法を改正することが合理的であると考えています。

　皆さんの臨床で是非とも条件反射制御法を用いてください。「わかっちゃいるけどやめられない現象」に困っている患者さん達を助けられま

す。同時に，ヒトにおいて第一信号系と第二信号系の2つの中枢が別々に機能することを患者さん達の反応から体験し，確信できます。そうすれば，ここまで示した常識とは異なった進化の理論である獲得形質の遺伝をも信じられるはずです。また，刑事司法体系において薬物乱用者等を主に刑罰で厳正に対応しているのに累犯者が後を絶たないという効率の悪さの原因も理解できるでしょう。

　早く多くの臨床家が条件反射制御法を用いてその効果を知り，その技法が広まり，ヒトの行動メカニズムに従った司法制度に変わり，多くの方が自由で創造的な人生を送ることを願います。

文　献

1. ハ・エス・コシトヤンツ編，東大ソヴエト医学研究会訳：パブロフ選集，上巻．合同出版社，東京，1962.
2. 平井愼二：覚せい剤反復摂取に対する条件反射抑制療法．精神科 13（1）：1 - 12，2008.
3. 岡嶋美代：条件反射制御法による強迫性障害の衝動制御の有効性について．条件反射制御法研究創刊号；42 - 51，2013.
4. 山田秀世：強迫的行為に対する条件反射制御法の効果．原田誠一編集：外来精神科診療シリーズ Part1 精神科臨床の知と技の新展開 メンタルクリニックが切拓く新しい臨床―外来精神科診療の多様な実践．pp. 272 - 278，中山書店，東京，2015.
5. 田島治：OSCD の臨床的意義と SSRI．精神神経学雑誌 109（2）；158-161，2007.
6. 高橋三郎，大野裕監訳：DMS-5 精神疾患の診断・統計マニュアル．医学書院，東京，2014.
7. 加藤敏：プラセボ効果の吟味と精神療法の再評価―うつ病に力点をおいて―．精神神経学雑誌 115（8）；887 - 900，2013.
8. 山田秀世：全般性不安障害．臨床精神医学 43（8）；1123 - 1128，2014.
9. 平井愼二：規制薬物乱用者への対応における取締処分との連携による援助職としての純化．日本社会精神医学会雑誌 12（1）；55 - 65，2003.
10. 平井愼二：条件反射制御法．遠見書房，2015.

資料1　飲酒——刺激に対する反射症状の観察票

　　　　　　　　　　　氏名　　　　　　開始　年　月　日　時　分
1. 今回は　①疑似　　あるいは　②想像　の　　回目

2. 今から飲酒の疑似あるいは想像をします。対象は
①ビール　②焼酎　③日本酒　④ウィスキー　⑤酎ハイ　⑥その他

3. 今から飲酒の疑似あるいは想像をします。今、飲酒をしたい気持ちは　（0〜10点の枠の中の適当な位置にレか○を）
　　全くない　0　1　2　3　4　5　6　7　8　9　10　強くある

4. 今、体や気持ちに出ている変化はありますか？
①動悸　②わくわく　③喉を液体が通る感覚　④いらいら　⑤味　⑥顔のほてり
⑦体が熱くなる　⑧吐き気　⑨尿意　⑩特になし　⑪その他

---

5. 過去くりかえした飲酒の疑似あるいは想像をしてください。
飲酒の疑似あるいは想像を
①完了した　②途中で止められた　③自分で途中でやめた

6. 飲酒の疑似あるいは想像の最中、どのような感覚があったでしょうか？
①動悸　②わくわく　③喉を液体が通る感覚　④いらいら　⑤味　⑥顔のほてり
⑦体が熱くなる　⑧欲求の高まり　（1〜10で　　　）　⑨吐き気　⑩尿意　⑪特になし
⑫その他

7. 中断時に生じた気持ちには次のどれが近いですか？
①妙な感じ　②がっかり　③続けたいと思った　④苦しい　⑤怒り　⑥ほっとした
⑦何も感じない　⑧その他

8. キーワード・アクション前後で身体症状、気持ちの変化は
①キーワード・アクションはしていない　②キーワード・アクションはしたが、変化はなかった　③キーワード・アクションの後に症状などの変化があった。

9. 疑似あるいは想像の後で今生じている症状
①動悸　②わくわく　③喉を液体が通る感覚　④いらいら　⑤味　⑥顔のほてり
⑦体が熱くなる　⑧吐き気　⑨尿意　⑩特になし　⑪その他

10. 飲酒したい気持ちは（0〜10点の枠の中の適当な位置にレか○を）
　　全くない　0　1　2　3　4　5　6　7　8　9　10　強くある

11. ①単独　②職員同席；　職員名

資料2 自傷行為──疑似・想像での刺激に対する反射症状の観察票

　　　　　　　　　　　氏名　　　　　　　開始　　年　　月　　日　　時　　分
1. 今回は　①疑似　　あるいは　②想像　の　　　回目

2. 今から自傷行為の疑似あるいは想像をします。使うものは
　　①カッター　②包丁　③薬のパッケージ　④かみそり　⑤その他

3. 自傷行為をしたい気持ちは　（0～10点の枠の中の適当な位置にレか○を）
　　全くない　0　1　2　3　4　5　6　7　8　9　10　強くある

4. 今、体や気持ちに出ている変化はありますか？
①ドキドキ　②傷がうずく感じ　③痛み　　④息苦しさ　　⑤震え　⑥特になし
⑦その他

5. 過去くりかえした自傷行為の疑似あるいは想像をしてください。
自傷行為の疑似あるいは想像を
①完了した　②途中で止められた　③自分で途中でやめた

6. 自傷行為の疑似あるいは想像の最中、どのような感覚があったでしょうか？
①ドキドキ　②傷がうずく感じ　③痛み　　④息苦しさ　　⑤震え
⑥欲求の高まり（0～10で　　　）⑦特になし　⑧その他

7. 中断時に生じた気持ちには次のどれが近いですか？
①妙な感じ　②がっかり　③続けたいと思った　④苦しい　⑤怒り　⑥ほっとした
⑦何も感じない　　⑧その他　　⑨中断していない

8. 疑似あるいは想像の後で今生じている症状
①ドキドキ　②傷がうずく感じ　③痛み　　④息苦しさ　　⑤震え　⑥特になし
⑦その他

9. 自傷行為をしたい気持ちは　（0～10点の枠の中の適当な位置にレか○を）
　　全くない　0　1　2　3　4　5　6　7　8　9　10　強くある

10. キーワード・アクション前後で身体症状、気持ちの変化は
①キーワード・アクションはしていない　②キーワード・アクションはしたが、変化はなかった　③キーワード・アクションの後に症状などの変化があった。

11. ①単独　②職員同席；　職員名

|資料3| KWA指示書

＿＿＿＿＿＿＿＿＿さんのＣＲＣＴ

・＿＿＿＿＿＿さんの　キーワード：

　　＿＿＿＿＿＿＿＿＿＿＿＿＿＿＿＿＿＿＿＿＿＿＿＿＿＿＿＿＿＿＿＿＿＿

・＿＿＿＿＿＿さんのキーアクション：

　　＿＿＿＿＿＿＿＿＿＿＿＿＿＿＿＿＿＿＿＿＿＿＿＿＿＿＿＿＿＿＿＿＿＿

・1日20回を目標に続けてください。
・いろいろな場所で、まわりをしっかりみてやってください。
・欲求があってもなくてもキーワードアクション・をします。
・1回キーワード・アクションをしたら、次のキーワード・アクションまで20分以上あけてください。

・キーワード・アクションの後、20分間は

　　　　「＿＿＿＿＿＿＿＿＿＿＿＿＿＿＿＿＿＿＿＿＿＿＿＿」です。

・人前では、キーワードは口の中でつぶやくか、頭の中で唱えるだけでも良いです。アクションはつけてください。
・作業記録表に回数を記録し、毎回のセッションで見せてください。

★その他のルール

　　＿＿＿＿＿＿＿＿＿＿＿＿＿＿＿＿＿＿＿＿＿＿＿＿＿＿＿＿＿＿＿＿＿＿

　　＿＿＿＿＿＿＿＿＿＿＿＿＿＿＿＿＿＿＿＿＿＿＿＿＿＿＿＿＿＿＿＿＿＿

■著者■

平井愼二（ひらい しんじ）

独立行政法人国立病院機構下総精神医療センター薬物依存治療部長兼臨床研究部長，条件反射制御法学会会長

　1985年，徳島大学医学部卒業。昭和大学病院での研修を経て，1989年に下総精神医療センターに就職し，薬物乱用者に専門的に対応した。1995年からは2年間，ロンドン大学セントジョージ病院嗜癖行動学科へ出張。
　1999年に薬物乱用対策における取締処分側と援助側の∞連携を構想。この∞連携は，患者による規制薬物乱用を援助側職員は通報しないが，後に患者が同意すれば取締職員と面接させる態勢を含み，違法であると誤解されやすいが，この態勢に従う処遇に関東麻薬取締部と警視庁が協力しており，法的にも適性である。
　2006年に条件反射制御法を開発。
　2012年に条件反射制御法研究会（学会の前身）を発足させた。
　ヒトの行動原理に基づいて，現在の精神科領域の技法を整理し，司法体系のあり方を適正なものにすることを活動の焦点にしている。
　著訳書：『条件反射制御法』（遠見書房，2015年），『ステイ・クリーン―たばこ，酒，薬物とあなたの生き方』（共著，パステル書房，1998年），他

長谷川直実（はせがわ なおみ）

ほっとステーション大通り公園 メンタルクリニック院長，月形刑務所精神科嘱託医，条件反射制御法学会会長補佐

　1989年，弘前大学医学部専門課程卒業（在学中に矯正医官修学生）。
　同年，法務省八王子医療刑務所精神科病棟勤務，東京都立松沢病院研修医（研修期間終了後も医療刑務所と兼務）。
　1997年，八王子医療刑務所及び松沢病院を退職。民間病院勤務を経て、1999年からデイケア・クリニックほっとステーション，月形刑務所精神科嘱託医。
　著訳書：『精神科デイケア必携マニュアル』（監修，金剛出版，2011年），他

条件反射制御法学会

　事務局：医療法人社団 ほっとステーション
　〒060-0042 北海道札幌市中央区大通西5丁目 昭和ビル2F
　TEL：011-233-5255
　http://www.crct-mugen.com/index.php
　e-mail：info@crct-mugen.com

条件反射制御法入門
動物的脳をリセットし，嗜癖・問題行動を断つ！
2015年7月21日　初版第1刷発行

著　者　平井愼二，長谷川直実
発行者　石澤雄司
発行所　株式会社 星 和 書 店
　　　　〒168-0074　東京都杉並区上高井戸1-2-5
　　　　電話　03（3329）0031（営業部）／03（3329）0033（編集部）
　　　　FAX　03（5374）7186（営業部）／03（5374）7185（編集部）
　　　　http://www.seiwa-pb.co.jp

Ⓒ 2015　星和書店　　　Printed in Japan　　ISBN978-4-7911-0908-1

- 本書に掲載する著作物の複製権・翻訳権・上映権・譲渡権・公衆送信権（送信可能化権を含む）は（株）星和書店が保有します。
- JCOPY 〈(社)出版者著作権管理機構 委託出版物〉
  本書の無断複写は著作権法上での例外を除き禁じられています。複写される場合は，そのつど事前に(社)出版者著作権管理機構（電話03-3513-6969，FAX 03-3513-6979，e-mail：info@jcopy.or.jp）の許諾を得てください。